UNIVERSITÉ DE MONTPELLIER N° 4

FACULTÉ DE MÉDECINE

DES TUMEURS

DU

LIGAMENT ROND

THÈSE

Présentée et publiquement soutenue à la Faculté de Médecine de Montpellier

Le 14 Décembre 1910

PAR

Mlle Nadejda LÉONOFF

Née à Nagor (Russie), le 19 août 1873

Pour Obtenir le Grade de Docteur d'Université

(MENTION MÉDECINE)

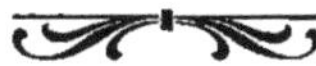

Examinateurs de la Thèse
- FORGUE, Professeur, *Président*.
- DE ROUVILLE, Professeur
- RICHE, Agrégé — *Assesseurs*
- MASSABUAU, Agrégé

MONTPELLIER

IMPRIMERIE COOPÉRATIVE OUVRIÈRE

14, Avenue de Toulouse et Rue Dom-Vaissette

1910

DES TUMEURS

DU

LIGAMENT ROND

FACULTÉ DE MÉDECINE

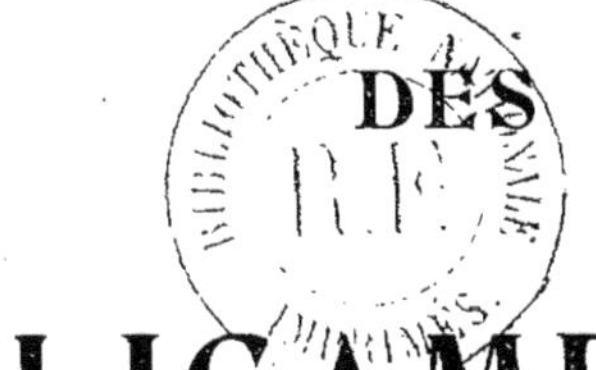

DES TUMEURS

DU

LIGAMENT ROND

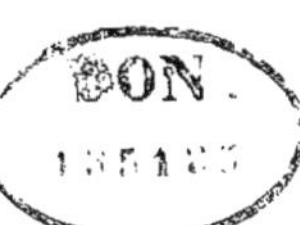

THÈSE

Présentée et publiquement soutenue à la Faculté de Médecine de Montpellier

Le 14 Décembre 1910

PAR

Mlle Nadejda LÉONOFF

Née à Nagor (Russie), le 19 août 1873

Pour Obtenir le Grade de Docteur d'Université

(MENTION MÉDECINE)

Examinateurs de la Thèse	FORGUE, Professeur, *Président*.	
	DE ROUVILLE, Professeur	
	RICHE, Agrégé	*Assesseurs*
	MASSABUAU, Agrégé	

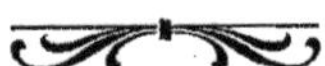

MONTPELLIER

IMPRIMERIE COOPÉRATIVE OUVRIÈRE

14, Avenue de Toulouse et Rue Dom-Vaissette

—

1910

PERSONNEL DE LA FACULTÉ

Administration

MM. MAIRET (✻)............. Doyen.
SARDA................... Assesseur.
IZARD .... Secrétaire

Professeurs

Clinique médicale........................... MM. GRASSET (✻).
 Chargé de l'enseig¹ de
pathol. et thérap. génér
Clinique chirurgicale............................ TEDENAT (✻).
Thérapeutique et matière médicale .... HAMELIN (✻).
Clinique médicale............................. CARRIEU.
Clinique des maladies mentales et nerveuses..... MAIRET (✻).
Physique médicale............................. IMBERT.
Botanique et histoire naturelle médicales........ GRANEL.
Clinique chirurgicale......................... FORGUE (✻).
Clinique ophtalmologique...................... TRUC (✻).
Chimie médicale............................. VILLE.
Physiologie .... HÉDON.
Histologie.................................. VIALLETON.
Pathologie interne .... DUCAMP.
Anatomie................................... GILIS (✻).
Clinique chirurgicale infantile et orthopédie...... ESTOR.
Microbiologie .. .. RODET.
Médecine légale et toxicologie................. SARDA.
Clinique des maladies des enfants.............. BAUMEL.
Anatomie pathologique........................ BOSC.
Hygiène................................... BERTIN-SANS (H.)
Pathologie et thérapeutique générales........... RAUZIER.
 Chargé de l'enseignemen¹
de la clinique médicale.
Clinique obstétricale........................... VALLOIS.

Professeurs adjoints : MM. De ROUVILLE, PUECH, MOURET.

Doyen honoraire : M. VIALLETON.

Professeurs honoraires : MM. E. BERTIN-SANS (✻), GRYNFELTT.

Secrétaire honoraire : M. GOT.

Chargés de Cours complémentaires

Clinique ann. des mal. syphil. et cutanées.. MM. VEDEL, agrégé.
Clinique annexe des maladies des vieillards. VIRES, agrégé libre.
Pathologie externe...................... : LAPEYRE, agrégé libre.
Clinique gynécologique.................... De ROUVILLE, prof.-adj.
Accouchements........................... PUECH, profes.-adjoint.
Clinique des maladies des voies urinaires. JEANBRAU, agrégé libre.
Clinique d'oto-rhino-laryngologie .... MOURET, profes.-adj.
Médecine opératoire...................... SOUBEYRAN, agrégé.

Agrégés en exercice

MM. GALAVIELLE.	MM. LAGRIFFOUL.	MM. DERRIEN.
VEDEL.	LEENHARDT.	DELMAS (Paul).
POUJOL.	GAUSSEL.	MASSABUAU.
SOUBEYRAN.	RICHE.	EUZIERE.
GRYNFELTT (Ed.)	CABANNES.	LECERCLE.

Examinateurs de la thèse :

MM. FORGUE, *président.* MM. RICHE, *agrégé.*
De ROUVILLE, *professeur.* MASSABUAU, *agrégé.*

A LA MÉMOIRE DE MES TANTES

A MA MÈRE

A MON ONCLE

JEAN MOROCHKINE

N. LÉONOFF.

AVANT-PROPOS

Au moment de quitter la Faculté de Montpellier, nous saisissons avec empressement l'occasion d'exprimer notre profonde gratitude à M. le professeur Forgue qui a bien voulu nous aider dans la rédaction de notre travail et en accepter la présidence.

Toute notre reconnaissance va également à M. le professeur de Rouville qui nous a si obligeamment communiqué des points intéressants de la bibliographie, ainsi qu'à M. le professeur agrégé Massabuau qui nous a fait connaître le résultat de ses recherches anatomo-pathologiques et à M. le professeur agrégé Riche qui a accepté d'être notre juge.

Que les maîtres et les amis qui nous ont prodigué leurs marques de sympathies en France aussi bien que dans notre pays veuillent bien accepter également le témoignage de notre vive reconnaissance.

DES TUMEURS

DU

LIGAMENT ROND

INTRODUCTION

Le titre que nous avons choisi annonce une étude sur les tumeurs du ligament rond en général. C'est une observation de sarcome que nous présentons ; mais on comprendra facilement que la curiosité soit également attirée du côté d'une certaine catégorie de tumeurs de ce ligament qui sont d'observation récente et dont la pathogénie, ou du moins la pathogénie de localisation, semble à l'heure actuelle élucidée d'une manière satisfaisante. C'est aux tumeurs d'origine wolffienne que nous faisons allusion ; et si nous faisons cette restriction de « pathogénie de localisation » c'est à cause de notre ignorance de la pathogénie intime et en quelque sorte immédiate des néoplasmes : tout ce que nous exposerons à ce sujet, ce sont les raisons qui tendent à prouver la nature embryologique des tumeurs adéno-

fibromateuses que l'on rencontre quelquefois chez la
femme au niveau du canal inguinal.

Ces tumeurs sont-elles les seules que l'on puisse rencontrer à ce niveau ? — Non. Aussi, sous l'inspiration
de notre maître M. le professeur Forgue, avons-nous
entrepris une révision, très rapide d'ailleurs, des tumeurs
de nature différente qui naissent aux dépens des tissus
du ligament rond. Et voici le plan que nous avons adopté
pour notre exposition.

Dans une première partie, la moins importante à nos
yeux, nous avons rangé les tumeurs solides banales
comme origine et comme nature intime : fibromes, fibro-
myomes purs ; ils sont dus à la prolifération du tissu
mésodermique qui entre dans la composition du ligament rond ; leur aspect clinique est décrit et classé
depuis longtemps ; leur signification pathogénique reste
un mystère comme celle de toutes les tumeurs conjonc-
tives similaires.

Dans une deuxième partie, qui comprendra la plus
grosse part de notre travail, on trouvera deux chapitres
distincts :

Le premier chapitre sera consacré à l'étude des
tumeurs kystiques provenant du ligament rond ; leur
aspect clinique est particulier en ce sens qu'elles don-
nent lieu à des symptômes dus à la nature liquide de leur
contenu ; quant à leur signification pathogénique, elle
est entrevue depuis fort longtemps et sera discutée avec
le développement qu'elle mérite. Nous verrons à ce propos les théories qui rattachent leur genèse à une malfor-
mation, embryologiquement explicable, du ligament
rond, celles qui la rattachent à une persistance du canal
de Nück, celles enfin, d'ailleurs rarement invocables,
qui rattachent les formations kystiques aux tumeurs

suivantes dont elles dériveraient par un processus kysto-
gène bien connu pour d'autres tumeurs de l'économie.

Viendra donc dans un deuxième chapitre l'étude de ces
tumeurs que les auteurs étrangers à la France ont dès
l'abord considérées comme des dérivés de débris aberrants du rein primitif ou corps de Wolff. Là encore nous
examinerons successivement l'aspect clinique de la tumeur,
d'ailleurs tout à fait banal quand elle reste bénigne, et
sa signification pathogénique, du plus haut intérêt. Les
travaux récents ont montré en effet que ces néoforma-
tions avaient pour origine tissulaire le corps de Wolff, et
que la présence de glomérules en tout semblables aux
glomérules de ce corps avaient permis d'identifier les
deux productions.

Quant à la transformation maligne de la tumeur
wolffienne, elle semble bien être une réalité dans quelques cas. Ceux-ci sont très peu nombreux, mais n'en ont
pas moins une signification précieuse puisqu'on n'a
trouvé encore que l'hypothèse de débris embryonnaires
dégénérés pour expliquer leur existence. C'est là que
trouvera sa place la discussion de la pathogénie possible
de notre observation personnelle.

D'autre part on verra qu'une semblable trouvaille au
niveau du trajet inguinal rend compte de la présence de
néoplasmes kystiques ou autres qui prennent apparem-
ment naissance dans le ligament large ; on s'explique
aussi et on prouve l'hypothèse qui fait jouer un rôle, au
moins topographique, dans la migration des glandes
génitales, qui primitivement situées dans la région lombaire gagnent le bassin chez la femme, et une annexe
extra-abdominale de la cavité cœlomique chez l'homme.

Nous avons préféré, à cause de l'importance que nous
attribuons aux données pathogéniques, classer les tu-

meurs du ligament rond suivant ces données. Ce classement n'est guère plus exempt de reproches que les autres ; mais un classement purement clinique aurait eu l'inconvénient de se baser sur un trop petit nombre d'observations ; il n'aurait pas tenu compte de la difficulté qu'il y a à reconnaître avant l'opération et macroscopiquement les divers genres de tumeurs auxquelles on a affaire ; il aurait eu par conséquent une valeur réduite.

A la suite de cet exposé clinique et pathogénique, nous présenterons comme pièces justificatives l'observation fournie par M. le professeur agrégé Massabuau, et qui a été la raison première de notre travail.

Nous nous sommes particulièrement attachée à vérifier les indications bibliographiques dans la mesure malheureusement trop faible où il nous a été donné de le faire. Pour éviter des longueurs dans ce chapitre ultime, nous n'avons insisté que sur la toute récente bibliographie.

1

TUMEURS SOLIDES BANALES

Ces tumeurs sont en général des fibromes ou fibro-
myomes, assez fréquemment des myomes purs. Ce sont
d'ailleurs des tumeurs très rares. Elles ont un aspect
clinique bien différent suivant que l'on envisage les diverses portions du ligament rond qui sont susceptibles
de leur donner naissance. Cette formation anatomique a, en effet, à considérer deux portions topogra-
phiques séparées cliniquement d'une manière bien
tranchée : la portion intra-abdominale et la portion
extra-abdominale. Toutes les productions situées sur
la première portion auront l'aspect symptomatique
des tumeurs abdominales ordinaires; toutes celles qui
prendront naissance sur la deuxième portion revêtiront
la physionomie clinique des tumeurs de la grande lèvre
et extra-abdominales, et souvent l'aspect extérieur des
hernies.

Ces tumeurs solides que nous qualifions de banales
sont de nature conjonctive; elle nous semblent mériter
cette épithète à assez juste titre, puisque le ligament

rond est composé de tissu conjonctif en majeure partie
et ne contient de fibres musculaires que dans les régions
qui avoisinent l'utérus. On a noté, il est vrai, dans quelques cas la présence de fibres musculaires sur toute la
continuité du ligament, alors justement qu'il y avait une
néoproduction myomateuse ; mais on peut se demander
en pareille circonstance si le myome n'est pas le résultat
de l'exagération du processus que l'on note sur tout le
parcours du ligament, ou si, inversement, la présence de
fibres musculaires dans la portion inguinale ou extra-
abdominale n'est pas due, en quelque sorte, à l'enva-
hissement du ligament par les cellules constitutives de
la tumeur. Nous touchons là à une question d'ordre plus
général qui sera discutée en son temps à propos de la
pathogénie des tumeurs qui nous occupent actuellement, et ensuite à propos de la discussion de l'observation de sarcome que nous présentons.

Symptômes. — Si quelquefois les tumeurs mésoder-
miques passent inaperçues et constituent des trouvailles
d'autopsie (Winckel), elles n'en arrivent pas moins à
attirer l'attention tout d'abord par leur volume. Les dou-
leurs, quand il y en a, n'occupent généralement pas le
premier plan (le cas de Léopold constitue une exception),
au moins quand la tumeur peut se développer librement.
C'est ici qu'il faut faire une division entre les tumeurs
intra et extra-abdominales.

Quand la tumeur se développe dans l'abdomen, celui-ci
est déformé par une tumeur volumineuse para-médiane
par sa position. Elle n'est pas fluctuante, ou bien elle
peut présenter des points durs et d'autres semi-fluc-
tuants (Kleinwächter). Au toucher, on reconnaît que
l'utérus est indépendant de la tumeur, et, ce qui est très

important (Delbet et Héresco), elle est située en avant de l'utérus. Or il y a fort peu de tumeurs, sauf les kystes dermoïdes de l'ovaire (Küster), qui se placent en avant de l'utérus. Mais ces derniers se développent à une autre époque de la vie et ont une autre consistance que celle des tumeurs qui nous occupent. Enfin les tumeurs malignes nées aux dépens de l'ovaire font en général de l'ascite. ce que ne font jamais les tumeurs du ligament rond.

Celles qui prennent naissance en dehors de l'abdomen sont en général peu volumineuses, de la grosseur d'une noix à celle du poing. Leur situation au sortir du canal inguinal ou dans l'épaisseur de la grande lèvre leur donne dans les deux cas une physionomie différente. Dans le premier cas la consistance dure de la tumeur, le manque des signes pathognomoniques des hernies (impulsion à la toux, etc...) et la notion de la présence du ligament rond permettront de poser un diagnostic assez rapproché de la vérité. Dans le cas où la tumeur a pris naissance au niveau de l'extrémité toute terminale du ligament, le diagnostic devient plus difficile: la déformation de la région peut être assez considérable, pour que l'on attribue à un autre organe voisin la qualité de point de départ de la tumeur (voir l'observation personnelle).

La marche de ces tumeurs est lente et progressive, elle peut s'accélérer notablement au bout d'un certain temps ; elles sont ainsi susceptibles d'acquérir un volume considérable et de porter, par suite des troubles dus à leur volume même, un préjudice non négligeable à la santé. Cela est surtout vrai des tumeurs de la portion intra-abdominale du ligament rond. La ménopause n'arrête en rien leur évolution progressive. Aussi l'indication d'opérer est-elle formelle. Cette prescription, applicable depuis bien

longtemps, a pris dans ces derniers temps une valeur
encore plus grande, depuis que l'on a reconnu la nature
maligne d'un certain nombre des néoplasies du ligament
rond et que l'on est fixé sur la possibilité de la transformation d'une production d'allure primitivement bénigne
en un dangereux néoplasme.

Quant à la signification pathogénique de ces tumeurs,
elle participe au mystère qui entoure encore la cause première des tumeurs, de quelque nature qu'elles soient.
Ainsi, comme nous le disions au début de ce chapitre, le
fibro-myome représente-t-il une simple prolifération des
éléments déjà existants dans le ligament rond ? dans le
cas de myome pur, pourquoi trouve-t-on fréquemment
des fibres musculaires dans tout le ligament ? sont-elles
primitives ou secondaires ? Autant de questions qui res-
tent sans réponse et sur lesquelles nous ne nous étendrons
pas, étant donné la valeur plus particulièrement applicable à
la pathologie de la région qui nous occupe des théories
pathogéniques que nous allons avoir à discuter à propos
des tumeurs dont la rapide étude va suivre.

II

TUMEURS KYSTIQUES

Les kystes du ligament rond ont été étudiés depuis fort longtemps et très complètement au double point de vue clinique et pathogénique, au moins en ce qui concerne les tumeurs de la partie extra-abdominale. Plus superficielles en effet elles attirent plus rapidement l'attention que celles qui ont une physionomie clinique de tumeur abdominale.

Ces dernières présentent tous les symptômes diagnostiques qui ont été décrits à propos des tumeurs banales. Si l'on en croit cependant Chevassu, nombre de kystes opérés comme kystes du ligament large seraient en réalité des kystes du ligament rond ayant eu une évolution particulièrement postéro-inférieure comme direction : ils sépareraient par leur augmentation de volume les deux feuillets de ce repli péritonéal. Aussi dans ce cas le diagnostic préopératoire est-il très difficile à porter d'autant plus que le volume dans les deux cas peut devenir énorme et que les signes physiques ne diffèrent pas.

Au contraire, les kystes extra-abdominaux sont plus fréquemment l'objet d'un diagnostic exact ; les signes d'une collection liquide enkystée sont là au complet et plus facile à percevoir que dans le cas de tumeur abdominale : en effet il est rare que la tumeur soit assez tendue pour que l'on ne puisse pas provoquer de fluctuation. La position de la tumeur au sortir du trajet inguinal ou au niveau de la grande lèvre est assez caractéristique.

L'absence de possibilité de refoulement du liquide dans la cavité péritonéale montre que l'on n'a pas affaire à la persistance du canal de Nück. Cependant nous ne pensons pas, avec les auteurs qui ont fait les premiers une étude approfondie de la question, que tous les kystes du ligament rond soient en réalité des productions kystiques reconnaissant comme origine un diverticulum plus ou moins séparé du péritoine et devant leur existence à la persistance partielle du canal précité.

C'est ici que vient se placer l'exposition succincte des théories pathogéniques en relation avec la question des kystes du ligament rond.

Quelques mots d'embryologie ne seront pas déplacés ici. On sait que chez l'embryon on trouve, un peu sur le côté de la capsule surrénale qui est énorme, un organe étroit et allongé qui n'est autre que le rein primordial. Un repli du péritoine le rattache à la paroi ; il constitue un méso qui à l'extrémité inférieure du rein primordial se prolonge jusqu'à la région inguinale. Ce repli renferme un cordon résistant de tissu conjonctif qui joue un rôle dans le développement des organes sexuels chez le mâle et chez la femelle : c'est le ligament inguinal du rein primordial.

Chez le mâle, il devient plus tard le ligament de Hunter (gubernaculum Hunteri) ; chez la femelle, le ligament rond de l'utérus (Hertwig).

Or chez la femelle, les ovaires, les glandes génitales primitivement situées à côté et en avant de la glande rénale, effectuent une descente, un changement de position tout à fait comparable à ce qui se passe chez l'homme pour le testicule. Au moment où les reins primordiaux commencent à s'atrophier, les ovaires descendent déjà (troisième mois) de la région lombaire dans le grand bassin. Très volumineux, ils reposent encore chez la nouveau-née sur le bord de l'entrée du bassin. Vraisemblablement, le ligament inguinal du rein primordial précédemment décrit intervient dans ce changement de position.

Ce ligament se divise en trois segments distincts du fait qu'il contracte une adhérence intime avec les canaux de Müller au point où ces derniers se trouvent accolés dans le cordon génital, et le dernier segment qui est le plus développé s'étend de l'extrémité supérieure du cordon génital jusqu'à la région inguinale.

Ici on trouve comme dans le sexe mâle une petite évagination du péritoine, le diverticule vagino-péritonéal qui peut persister sous le nom de canal de Nück (Hertwig).

Ceci posé, et sachant que le ligament inguinal du rein primordial est creux (Weber, Schröder), il est assez logique de penser que dans quelques cas il peut y avoir formation de kystes par persistance de la perméabilité d'une portion du canal et dégénérescence kystique consécutive.

On ne s'étonnera pas de nous voir rejeter de notre exposé les tumeurs liquides qui ont nettement pour origine le diverticule vagino-péritonéal de la femelle. En effet nous avons affaire dans ces conditions à une formation kystique provenant d'une structure autre que le ligament rond, bien qu'elle soit très voisine. Mais cela suffit à nos yeux pour écarter de notre description les productions, assez fréquentes celles-là, que l'on a décrites sous le nom d'hydrocèle de la femme. A plus forte raison ne parlerons-nous donc pas de l'hydrocèle kystique enflammée, etc...

On voit que si l'on met à part ces hydrocèles enkystées qui n'appartiennent pas en réalité au ligament rond, il ne reste plus que les dégénérescences kystiques de tumeurs d'origine wolffienne pour expliquer la présence de kystes proprement dits du ligament rond et la dilatation de la lumière du canal (V. plus haut).

Certainement on pourra soutenir qu'une tumeur quelconque peut subir la dégénérescence kystique et nous allons voir revenir cet argument dans le chapitre qui va suivre ; mais comme les tumeurs aptes à subir une telle transformation sont plutôt du type embryonnaire que du type adulte, nous avons préféré traiter de cette question à propos de l'origine wolffienne de ces tumeurs.

III

TUMEURS WOLFFIENNES

Les tumeurs dénommées wolffiennes par Chevassu-dans un travail que nous aurons souvent à citer au cours de ce chapitre ont ceci de caractéristique, c'est qu'elles contiennent des tubes épithéliaux. Cet auteur a découvert, dans la tumeur qui a été le point de départ de son mémoire, des figures histologiques (glomérule rénal) telles, qu'il a pu, sans sortir de la stricte analogie, attribuer à une hétorotopie du rein primordial la naissance de ces sortes de tumeur.

Nous avons déjà dit un mot du corps de Wolff dans le chapitre précédent ; mais avant de nous lancer dans la description histologique de ces tumeurs et dans la discussion pathogénique qu'elles suscitent, nous tenons à tracer rapidement le tableau clinique de ces tumeurs, d'ailleurs assez peu caractéristique. Cela nous permettra de conserver le plan que nous avons choisi pour notre exposition et aussi de passer par une transition insen-

sible à l'étude des tumeurs malignes et plus particulièrement de celle qui nous occupe.

TUMEURS A MARCHE BÉNIGNE. — Ces tumeurs, que Chevassu propose d'appeler des « enclavomes » d'un nom
générique assez expressif quoique formé d'une manière
un peu bizarre, peuvent s'observer à toutes les étapes de
la vie génitale ; l'âge moyen de la plus grande fréquence
est la quarantaine. On ne peut voir se manifester l'influence
de la gestation ni aucune autre.

Généralement ces tumeurs se développent principale-
ment en dehors de l'orifice inguinal superficiel ; elles
pénètrent habituellement dans l'intérieur du canal. D'autres, plus rares, sont situées dans l'épaisseur même de la
grande lèvre. On les trouve surtout du côté droit comme
toutes les tumeurs du ligament rond, d'ailleurs. Elles
sont le plus souvent uniques. Leur dimension varie de
celle d'un gros pois à celle d'un œuf de poule ; la forme
est ovoïde, irrégulière, la consistance est fréquemment
très dure ; elles ne sont pas refoulables vers le bas.

Un certain nombre d'entre elles sont douloureuses,
surtout au moment des règles, mais cela ne peut consti-
tuer un signe diagnostique.

La tumeur est rarement très adhérente, surtout lors-
qu'elle est un peu éloignée de l'orifice inguinal externe.

Dans quatre observations (Bluhm, Recklinghausen,
Engelhardt, Rosinski), on a trouvé une lumière au ligament rond qui pénétrait dans la tumeur ; la dilatation de
cette lumière peut rendre compte de la formation de certains kystes (voir plus haut) ; quelquefois on trouve
adhérent au ligament un diverticule péritonéal plus ou
moins marqué.

Macroscopiquement les tumeurs ont un aspect de

fibrome ou de fibro-myome ; inutile de revenir sur leur description.

Microscopiquement les caractères de la tumeur s'affirment. Dans deux cas seulement (Szili, Aschoff) il n'y avait aucune fibre musculaire lisse.

Quant aux épithéliums, ils bordent des conduits à lumière variable, comme conformation et comme étendue ; ils communiquent entre eux et avec d'autres cavités plus larges dénommées pseudo-glomérules par Recklinghausen. L'épithélium repose directement sur les fibres conjonctive ou musculaire, ou bien est contigu à une couche de petites cellules de formes variables ; cela forme une sorte de tissu cytogène comme celui que Kölliker a décrit au niveau des glandes utérines. L'épaisseur des cellules épithéliales est très variable : les unes sont hautes et à cils vibratiles, d'autres cubiques, d'autres pavimenteuses. En un mot la ressemblance est frappante avec les diverses formations épithéliales que l'on trouve dans le corps de Wolff chez l'embryon.

Or si le ligament rond ne contient à l'état normal aucun élément épithélial, il se trouve au cours du développement de l'embryon en relations intimes avec le corps de Wolff dont il constitue le ligament inguinal. C'est pourquoi on est directement conduit à penser que les tumeurs contenant de l'épithélium provenaient dans de tels cas de ce même corps embryonnaire (Dubar, Hermann (1890). Les auteurs qui ont décrit des tumeurs similaires du côté de l'utérus et des trompes leur ont donné aussi une signification analogue.

On avait apporté à l'appui de cette hypothèse une série d'arguments histologiques (V. Recklinghausen) qui étaient plus moins victorieusement attaqués par d'autres arguments histologiques (Kossmann). Il est vrai

de dire que si les auteurs partisans de la première hypothèse raisonnaient d'après des analogies morphologi-
ques, ceux qui attaquaient leur théorie n'avaient pas de
peine à démontrer la faiblesse du simple raisonnement
par analogie, mais ne parvenaient pas plus malgré cela à
imposer la proposition négative que n'avaient pu le faire
leurs devanciers pour la proposition positive.

Mais, dit Chevassu, s'il est difficile d'individualiser
des épithéliums aussi proches l'un de l'autre que les
épithéliums des systèmes de Wolff et de Müller, il est
une formation qui sépare absolument le système rénal
(rein primitif ou rein définitif) du système de Müller,
c'est le glomérule. Non pas un « pseudo-glomérule » à la
manière de Recklinghausen, dont les analogies avec
les vrais glomérules sont vraiment un peu lointaines,
mais un glomérule véritable.....

Or, dans les préparations très nombreuses que j'ai
faites de ma tumeur, *j'ai eu la chance de rencontrer ce
glomérule si caractéristique.*

En présence d'une trouvaille de signification aussi
nette, l'auteur se croit en droit d'affirmer, et semble-
t-il avec beaucoup de raison, que tous les éléments
épithéliaux renfermés dans sa tumeur sont aussi d'origine wolffenne.

Mais comment expliquer d'une manière satifaisante le
mécanisme suivant lequel les débris du corps de
Wolff peuvent atteindre la région inguinale ? Il semble assez logique de penser qu'il sont entraînés dans la
région inguinale par le ligament inguinal du corps de
Wolff, qui, nous l'avons vu, ne devient autre chose que
le ligament rond.

« Que pour une raison ou pour une autre certaines
fibres du ligament se développent, s'allongent d'une

manière insuffisante, elles pourront entraîner vers la région inguinale, au milieu des autres fibres du ligament rond, certains des débris wolffiens qui se trouvaient primitivement situés vers leur extrémité supérieure, absolument de la même manière que la glande génitale mâle se trouve attirée vers le scrotum. » (Chevassu.)

C'est ce qui explique aussi que l'on puisse douter de la participation du canal de Nück à la formation de bien des kystes du ligament rond. Comme nous l'avons dit plus haut, ce canal, quand il existe, n'appartient pas pour cela au ligament rond ; et les kystes appartenant bien réellement au ligament rond pourraient bien n'être que des productions épithéliales dans le genre de celles qui viennent d'être décrites.

Il existe précisément des observations dans lesquelles la structure de la poche pleine de liquide ne rappelait pas du tout celle de l'hydrocèle enkystée que l'on trouve chez l'homme. On a trouvé des figures endothéliales qui peuvent vraisemblablement être dues à l'aplatissement de l'épithélium par suite de la distension de la poche.

TUMEURS A MARCHE MALIGNE. — Au lieu d'évoluer comme nous venons de le voir comme une tumeur bénigne, l'adéno-myome peut voir l'épithélium qui l'individualise proliférer d'une manière telle que l'on se trouve en présence d'un cancer.

Sans que l'on puisse dire pourquoi le débris d'un corps embryonnaire, qui normalement disparaissent ou évoluent, se mettent un jour à proliférer avec une rapidité et une exubérance suffisante pour mériter le nom de tumeur, on comprend cependant, à la lumière des connaisrances histogéniques actuelles, que ces débris de tissus puissent aussi à un moment donné proliférer à la manière des tumeurs malignes.

D'ailleurs le développement des tumeurs congénitales dans leur point de départ est en général extrèmement lent ; et l'on peut se demander si, au cas où on ne l'eût point opérée, la tumeur n'aurait pas pu prendre une allure maligne au bout d'un certain temps ou sous certaines influences mal déterminées. Il est vrai que l'on nous objectera que quelques-unes de ces tumeurs ont été recueillies à l'autopsie de sujets assez âgés (60 ans) et considérées comme des trouvailles fortuites, mais cette objection ne nous paraît pas de nature à renverser notre hypothèse.

Pour le cancer du ligament rond la preuve est faite : c'est une néoplasie qui existe et qui a son point de départ à peu près certainement dans les débris du corps de Wolff.

Le cancer du ligament rond est une tumeur extrèmement rare ; il semble bien être secondaire à un adénome d'origine embryonnaire ; on comprend la rareté du premier, étant donné celle du second. Aussi ne peut-on pas établir un tableau clinique irréprochable d'après les quelques observations qui existent dans la science (Témoin et Besson, Dubar).

Nous dirons la même chose des sarcomes. Nous, n'avons trouvé, au cours de nos recherches bibliographiques dans la littérature récente, que quelques cas qui pourraient figurer à côté du nôtre. Ce sont celui de Sänger (voyez Riedmatter) et celui que Dort rapporte au milieu de cas de fibro-myomes sous le nom de fibro-sarcome du ligament rond. Mais la tumeur contient du tissu fibreux suivant une proportion énorme, et celle dont

Sänger donne la description est un fibro-myo-sar-
come.

Quant au cas de sarcome qui a fait l'objet de la thèse
de Riedmatter (1909), il se rapproche histologiquement
du nôtre en ce sens que sa vascularisation a attiré l'attention des observateurs, mais il est loin d'être aussi
riche en cellules rondes que le nôtre, et surtout l'infiltration cellulaire est moins considérable et frappe beaucoup plus l'œil que dans la préparation de M. le professeur Massabuau. Au point de vue clinique, nous ne
retiendrons de lui que sa localisation au niveau du
trajet inguinal gauche et la malignité de la tumeur déjà
récidivée et qui a eu pour conséquence la mort de la
malade.

Au contraire, la tumeur que nous présentons est un
sarcome pur, à marche extrêmement rapide, où le tissu
conjonctif tient une place nulle, et qui est extrêmement
vascularisé. Nous est-il permis de rattacher ce cas de
sarcome, unique jusqu'ici, au groupe de tumeurs
d'origine wolffienne dont nous venons de faire une revue
rapide?

Certes il serait très intéressant de pouvoir le faire d'une
manière certaine. Malheureusement la structure ne le per-
met pas, et seule une hypothèse hardie et se rattachant à
l'hypothèse générale qui sert à expliquer la genèse des
sarcomes peut nous permettre une telle assimilation.

Le sarcome du ligament rond est-il une conséquence
directe de la présence d'un débris aberrant du corps de
Wolff anormalement développé dans le temps, c'est une
question que l'avenir résoudra peut-être, mais qui est en
tout cas fort séduisante et aussi bien applicable à la région
qui nous occupe qu'à celles pour lesquelles elle est le plus
acceptée.

OBSERVATION

(Communiquée par M. le professeur Forgue)

I

Observation clinique

Mme A... P..., 39 ans, sans antécédents héréditaires ni personnels intéressants, a observé, en février 1910, une petite tumeur occupant l'extrémité supérieure de la grande lèvre gauche. Cette tumeur était indolore. Peu à peu, elle s'est développée, envahissant la partie moyenne de la grande lèvre, et pointant en haut vers l'orifice inguinal. Un empirique l'a soignée par des applications de teinture d'iode. Mais, vers la fin septembre, devant les progrès de la tumeur et l'apparition d'une ulcération, elle consulte M. le professeur Forgue.

A ce moment, la situation est la suivante : Une tumeur, ovoïde irrégulièrement, occupe le haut de la grande lèvre gauche. Elle se prolonge en haut et en dehors vers l'orifice inguinal ; en bas elle descend au-dessous d'une

ligne transversale coupant le méat uréthral. En haut et
en dedans, elle offre une bosselure, fluctuante, qui
dépasse légèrement, par sa saillie, la ligne médiane. A sa
face interne, et à gauche du méat, elle présente une
surface ulcérée et végétante des dimensions d'une pièce
de 10 sous. Elle paraît mobile dans la profondeur. Elle ne
s'accompagne pas de retentissement ganglionnaire dans
l'aine.

Le diagnostic, en raison de la fluctuation partielle de
la tumeur, fut discutée par le professeur Forgue entre
les diverses tumeurs kystiques des grandes lèvres. Le
siège élevé de la tumeur, sa position exclusive dans la
grande lèvre, sa saillie maxima vers la face cutanée de
cette grande lèvre permettaient d'éliminer l'hypothèse
d'un kyste de la glande de Bartholin. En raison de son
volume, il paraissait peu vraisemblable d'admettre là un
kyste du canal de Skend gauche. L'apparence, au contraire, était celle d'une tumeur kystique développée aux
dépens du canal de Wolff, d'un kyste wolffien de la grande
lèvre.

L'opération fut pratiquée le 2 octobre 1910 avec l'anes-
thésie par infiltration de solution de novocaïne. Une incision interne fut conduite à la jonction de la face interne
de la tumeur avec la petite lèvre droite, puis prolongée en
contournant de près le méat jusqu'au-dessous du milieu
de la grande lèvre gauche. En dehors, l'incision fut
menée sur les téguments externes de la grande lèvre.
Ainsi était circonscrite une ellipse : la dissection en
dedans et en dehors fut poussée méthodiquement dans
la profondeur et en haut, jusqu'à dégagement complet
de la face profonde de la tumeur et de son pôle supé-
rieur, qui s'élevait vers l'orifice inguinal. Suture métho-
dique, par un surjet au catgut fin, de la lèvre muqueuse

et de la lèvre cutanée de l'incision. Réunion par première intention. La malade sort guérie après une quinzaine de jours. Revue depuis, elle montre une cicatrice souple et nette, une aine libre de tout ganglion.

II

Examen anatomo-pathologique de la tumeur

(Fait par M. le professeur agrégé Massabuau)

Examen macroscopique. — La tumeur débarrassée des débris de tissus qui l'entouraient a le volume du poing d'un adulte ; elle est irrégulièrement ovoïde, d'aspect légèrement mamelonné. Sa consistance est peu ferme mais assez égale dans les divers points de sa superficie.

A la coupe, la tumeur présente de grosses lacunes irrégulières de forme et inégales de volume, qui sont remplies d'un liquide filant, trouble, visqueux, sanguinolent. Ces lacunes sont séparées par des travées, irrégulières aussi, d'un tissu blanchâtre, translucide, mou, parsemé sur toute la surface d'un piqueté rouge nettement hémorragique. Un suc abondant s'écoule de la surface de coupe au moment où on la pratique, et par le râclage.

Examen microscopique. — A un *faible grossissement*, ce qui frappe surtout dans l'aspect des coupes, c'est une infiltration de cellules rondes très serrées les unes contre les autres et occupant presque tout le champ de la préparation. Le tissu conjonctif tient très peu de place, il forme çà et là quelques rares et grêles travées délimitant de très larges alvéoles.

Un deuxième caractère très important de cette tumeur consiste dans l'extrême vascularisation de la tumeur. Il existe en certains points de grandes lacunes vasculaires qui tiennent tout le champ du microscope ; elles sont gorgées de sang et directement bordées par des prolongements du néoplasme. En certains points les lacunes vasculaires sont si nombreuses que la tumeur revêt même l'aspect d'un angiome. Dans quelques-unes de ces lacunes, on voit des végétations faire saillie dans leur lumière ; elles présentent la structure générale de la production néoplasique.

A un *fort grossissement*, une de ces plages cellulaires nous apparaît constituée par de grosses cellules rondes ou irrégulièrement polygonales ; elles ont de très gros noyaux bien colorés par les réactifs et une zone protoplasmique très nettement visible, même dans les préparations examinées avec un grossissement moyen (objectif n° 7.)

Ces cellules sont très serrées les unes contre les autres et entre elles il n'existe aucun réticulum et aucune fibre conjonctive. Au voisinage des lacunes vasculaires, la prolifération cellulaire paraît plus dense. Les éléments cellulaires prennent un aspect plus allongé, presque fusiforme, se disposant parallèlement à la lumière vasculaire.

En certains points, les fentes vasculaires occupent le centre des alvéoles et la prolifération cellulaire se dispose autour d'elles en rayons concentriques parallèles à son grand axe.

En d'autres points. il existe une véritable infiltration hémorragique qui arrive même jusqu'à dissocier le tissu néoplasique.

En aucun point de la tumeur nous n'avons constaté l'existence d'éléments épithéliaux ou de fibres musculaires.

En résumé, il s'agit là d'un sarcome alvéolaire à grosse cellules rondes télangectiasiques.

CONCLUSIONS

1. — Les tumeurs du ligament rond se présentent
cliniquement d'une manière différente suivant qu'elles
sont intra ou extra-abdominales.

Intra-abdominales, elles affectent l'aspect clinique des
tumeurs qui prennent naissance dans l'abdomen.

Extra-abdominales, elles peuvent simuler des tumeurs
ayant pris naissance dans un organe voisin (observation
personnelle).

II. — Les véritables kystes primitifs du ligament
rond sont dus à la persistance de la perméabilité du
ligament qui embryonnairement est creux.

III. — La présence dans la région du ligament rond,
actuellement bien constatée, de débris aberrants du rein
primordial ou corps de Wolff, explique la pathogénie des
tumeurs à tubes épithéliaux et peut-être aussi celle du
sarcome dont nous venons de relater l'observation.

———————

BIBLIOGRAPHIE

DUPLAY (L.). — Des collections séreuses et hydatiques de l'aine. Paris, 1865.

BANDL. — Die Krankheiten der Tuben, p. 92-95.

LEVENI. — Idrocele del cordone rotondo dell'Utero (Rivista clinica di Bologna, 1875).

CHIARI. — Uber Sutzündung der Weiblischen Hydrocele (Wiener medizinische Blätter, 1879, n° 21, p. 22-23).

LÉOPOLD. — Un myome lymphangiectasique de 24 livres (Archiv für Gynäkologie, 1879, Bd 16, p. 402).

HOFMOKL. — Observation de fibrome (Allgemeine Wiener medizinische Zeitung, 1882, n° 44).

DUPLAY (S.).— Contribution à l'étude des tumeurs du ligament rond (Archives générales de médecine, mars 1882).

SANGER. — Archiv für Gynäkologie, 1883, Bd 22, p. 279.

ROUSTAN. — Tumeurs du ligament rond (Montpellier médical, 1884, 2me série, II, 101-124).

HEGAR und KALTENBACH. — Traité de gynécologie opératoire. Traduction Bar. Paris, 1885, p. 468.

SCHRÖDER. — Maladies des organes génitaux de la femme. Traduction française, 1886, p. 458 et suivantes.

Staffel. — Ueber Cysten des Canalis Nückii (Centralblatt für Gynäkologie, 1887, p. 272).

Reboul. — Fibro-myome kystique du ligament rond et du canal de Nück (Bulletin de la Société anatomique de Paris. Juillet 1888, p. 747).

Hennig. — Hydrocèles enkystées chez la femme (Zeitschrift für Medizin, Chirurgie und Geburtshilfe, 1888, n° 16, et Archiv für Gynaekologie, 1885, Bd 25, p. 103).

Brünner (C.). — Hydrocele Ligamenti rotundi (Beiträge zur clinischen Chirurgie, vol. 4, p, 36).

Smital. — Ueber ein Fall von Hydrocele feminae (Wiener klinische Wochenschrift, 1889, p. 800, 823, 845).

Michel. — Ein Fall von Hydrocele muliebris mit Hernia libera tubae et ovarii (Wiener medizinische Zeitung, 1890, p. 193).

Weichselbaum. — Ueber Hydrocele muliebris (Archiv für klinische Chirurgie, 1890, Bd 40, p. 678).

Polaillon. — Fibromyome gros comme la tête d'un enfant de 2 ans (Bulletins et Mémoires de la Société de chirurgie, 1891, t. 17, p. 551).

Dort. — Timoren des Ligamentum rotundum Uteri (Inaugural Dissertation, Leiden, 1891).

Dubar. — Carcinome muqueux développé dans le canal inguinal du côté droit chez une femme de 29 ans. Extirpation. Guérison (Bulletin médical du Nord, 12 déc. 1896, p. 609-615).

Recklinghausen (Von). — Die Adenomyome und Cystadenome des Uterus und der Tubenwandungen ; irhe Abkunft von Resten des Wolffschen Körpers. Berlin 1896.

— Adenom des Ligamentum rotundum (Centralblatt für allgemeine pathologie und pathologische Anatomie, 1896. p. 862).

Delbet et Heresco. — Des fibro-myomes de la portion abdominale du ligament rond [16 cas] (Revue de Chirurgie. 1896. p. 607).

Cullen. — Adenomyoma of the round ligament (John Hopkins Hospital, Bulletin May and June 1896, n°s 62, 63, p. 112).

Kaufmann. — Fibrome bilatéral (Zeitschrift für Geburtshilfe und Gynäkologie, Bd 15, p. 91).

Kossmann. — Die Abstammung der Drüsen einschlüsse in dem Adenomyomen des Uterus und der Tuben (Archiv für Gynäkologie, 1897, vol. 104, p. 359).

Cullen. — Further remarks on Adenomyoma of the round ligament (John Hopkins Hospital, Bulletin June 1898).

Guinard. — Tumeurs extra-péritonéales du ligament rond (Revue de Chirurgie, 1898, p. 663).

Blum. — Zur Pathologie des Ligamentum rotundum uteri (Archiv für Gynäkologie, 1898, Bd 55, p. 647-657).

Noll. — Uber Hydrocele feminae (Centralblatt für Gynakologie, 1897, n° 29).

Blumer. — A case of adenomyoma of the round ligament (The American Journal of Obstetrics, July 1898, vol. 37, p. 37).

Schläyer. — Uber Hydrocele muliebris (Inaugural Dissertation, Berlin, 1898).

Recklinghausen (V.). — Communication à la Société des sciences naturelles et médicales de Strasbourg, 9 décembre 1898 (Wiener klinische Wochenschrift, 1899, n° 1, p. 16).

Aschoff. — Cystische Adenofibrom der Leistengegend. Monatsschrift für Geburtshilfe und Gynäkologie, 1899, vol. 9, p. 25-41.

Rosinski. — Lymphangiektatische Adenomyome des ligamentum rotundum (Centralblatt für Gynäkologie, 30 décembre 1899, t. 23, n° 52, p. 1545-1547).

Meyer (R.). — Uber Drüsen, Cysten und Adenome im Myometrium bei Erwaschsenen (Zeitschrift für Gynäkologie, 1900, Bd 43, p. 357).

Weber. — Fibrome de la portion intra-abdominale du ligament rond (Société d'obstétrique et de gynécologie de St-Pétersbourg).

Amann. — Fibrome de la portion extra-inguinale du ligament rond (Gynaekologische Gesellschaft iu Münnchen, 1901).

Merkel. — Un cas de fibrome du ligament rond chez une jeune fille de 19 ans (Monatsschrift für Gynäkologie und Geburtshilfe, 1901, t. 14).

Brohl. — Plusieurs cas de fibrome du ligament rond chez de petites filles (Monatsschrift für Geburtshilfe une Gynäkologie, février 1902).

Vassmer. — Zur Pathologie des Ligamentum Rotundum uteri und des processus vaginalis peritonei (Archiv für Gynäkologie, 1902, t, 67, p. 1.

Di Paoli. — Cas de Recklinghausen [loc. cit.] (Archivio italiano di ginecologia, 1903, p. 24).

Lewis. — Fibromes de la portion extra-inguinale du ligament rond (American Journal of obstetrics. August 1903.

Nebesky. — Zur Kasuistik der vom Ligamentum rotundrum ausgebenden Neubildungen (Monatsschrift für Geburtshilfe und Ginäkologie, 1903, Bd 17, p. 441.

Macnaughton (Jones). — A propos de kystes provenant du canal de Nück (British Gynecological Journal, mai 1903).

Spencer (H.-R.). — Fibrome de la portion intra-abdominale du ligament rond (Journal of obstetrics of the british Empire, 1904, vol. 5, n° 2, p. 119).

Témoin et Besson. — Epithéliome du ligament rond à marche lente, simulant un névrome de la région génito-crurale (Annales médico-chirurgicales du Centre, 28 août 1904, n° 35, 4314.

Bouchet (P.). — Tumeur du ligament rond. Formations épithéliales (Bulletin de la Société anatomique de Paris, 26 février 1904, p. 215).

Mullerheim. — Uber Cysten in ligamentum teres uteri (Beitrage zur Lehre von der Geschwulsten des runden Mutterbands. In : Festschrift für Fritsch).

Hertwig (Q.). — Précis d'embryologie de l'homme et des vertébrés (Traduction Mercier, 1906, p. 301, 306. 313.

Pozzi. — Traité de gynécologie clinique et opératoire, t. 2, 1907, 1051-1054.

Colloca. — Sopra un caso di adenomioma del ligamento rotondo (La Ginecologia, 15 déc. 1908, p. 725-732).

Lecène. — Les adénomyomes de la portion inguinale du liga- \
ment rond (Annales de gynécologie et d'obstétrique, décembre 1909).

Riedmatter. — Uber ein sarcomatoses pseudocystom des Ligamentum rotundum siniistrum (Inaugural-dissertation. Tübingen, 1909).

Mayer. — Carcinome du ligament rond (Oberrheinische Gesellschaft für Geburtshilfe und Gynäkologie, april 1910, Baden-Baden. *In* Beitrage zur Geburtshilfe und Gynäkologie, 1909, vol. 15, p. 156-161).

Chevassu. — Un glomérule rénal dans un adéno-fibro-myome de la portion extra-abdominale du ligament rond. Communication à la Société anatomique de Paris, 28 février 1910, p. 139-140).

— Tumeurs de la glande sous-maxillaire (Revue de chirurgie, mars 1910, p. 472-473).

— Les tumeurs wolffiennes du ligament rond (Revue de gynécologie et de chirurgie abdominale, 1910, vol. 14 p. 537-580).

SERMENT

En présence des Maîtres de cette École, de mes chers condisciples et devant l'effigie d'Hippocrate, je promets et je jure, au nom de l'Être suprême, d'être fidèle aux lois de l'honneur et de la probité dans l'exercice de la Médecine. Je donnerai mes soins gratuits à l'indigent, et n'exigerai jamais un salaire au-dessus de mon travail. Admis dans l'intérieur des maisons, mes yeux ne verront pas ce qui s'y passe; ma langue taira les secrets qui me seront confiés, et mon état ne servira pas à corrompre les mœurs ni à favoriser le crime. Respectueux et reconnaissant envers mes Maîtres, je rendrai à leurs enfants l'instruction que j'ai reçue de leurs pères.

Que les hommes m'accordent leur estime si je suis fidèle à mes promesses ! Que je sois couvert d'opprobre et méprisé de mes confrères si j'y manque !

www.ingramcontent.com/pod-product-compliance
Ingram Content Group UK Ltd.
Pitfield, Milton Keynes, MK11 3LW, UK
UKHW022220070726
13613UKWH00004B/1793